DES MOYENS
PRÉSERVATIFS ET CURATIFS
DU
CHOLÉRA ÉPIDÉMIQUE.

MÉMOIRE

Lu à la Société des Sciences médicales du département de la Moselle,

Séance du 3 Avril 1849;

PAR H. SCOUTETTEN,

Docteur et Professeur en médecine, Chirurgien principal de première classe, ex-Chirurgien en chef et premier Professeur à l'hôpital militaire d'instruction de Strasbourg, Membre correspondant de l'Académie nationale de médecine de Paris, de l'Académie de Metz, de la Société médicale de la même ville, de l'Académie des sciences, inscriptions et belles-lettres de Toulouse, de l'Académie des sciences de Berlin, de la Société royale de médecine de Copenhague, de Wurtzbourg, &c.

METZ,

Chez NOUVIAN, Imp. et Lithog.,
rue de la Chèvre, 15.

PARIS,

Chez J.-B. BAILLIÈRE,
rue de l'École-de-Médecine, 17.

1849.

Des circonstances particulières m'ont conduit à me livrer à des études spéciales sur le choléra. J'ai traversé, sous des climats différents, trois épidémies de ce redoutable fléau ; je doute qu'il y ait en France un autre médecin ayant eu ce triste privilège.

En 1831, l'Intendance sanitaire du département de la Moselle me donna la mission d'aller étudier le choléra qui venait d'éclater à Berlin ; en 1832, je luttai activement contre l'épidémie de Metz ; en 1835, le Ministre de la guerre me fit l'honneur de me désigner pour une nouvelle mission en Afrique, où le choléra commençait à sévir.

Ces travaux servirent de bases à plusieurs publications, et en 1833, l'institut de France me décerna un prix Montyon pour mon ouvrage intitulé : *Relation historique et médicale de l'épidémie de choléra qui a régné à Berlin en* 1831.

A mon retour d'Afrique, j'adressai au Ministre de la guerre un rapport qu'il fit insérer dans le *Recueil de mémoires de médecine, de chirurgie et de pharmacie militaires* (Paris, 1836).

C'est dans ce rapport que je commençai à émettre les idées que je développe aujourd'hui. Je désire vivement que les médecins les examinent et les jugent, car je leur crois une véritable importance pratique. J'ai lu le mémoire, que je publie aujourd'hui, à MM. les membres de la Société des Sciences médicales du département de la Moselle, et il ne s'est point trouvé un seul opposant à la théorie qui sert à expliquer la manifestation et la marche successive des accidents cholériques.

Je ne crois pas exagérer la valeur de ces dernières recherches, en avançant qu'elles fixent désormais les bases d'un traitement sérieux et raisonné, et qu'elles feront promptement justice des moyens empiriques ou dangereux employés jusqu'à ce jour.

DES MOYENS
PRÉSERVATIFS ET CURATIFS
DU CHOLÉRA.

Dix-sept années nous séparent de la première invasion du choléra épidémique en France; on pouvait espérer que cette redoutable maladie nous avait abandonnés pour toujours, mais son apparition récente en Belgique, dans plusieurs villes de nos départements du Nord et dans Paris même, nous démontre que le danger nous menace de nouveau. C'est donc un devoir pour les médecins d'exposer promptement et publiquement le résultat de leurs recherches et de leur expérience.

Le nombre considérable de malades que j'ai vus, que j'ai traités pendant les trois épidémies que j'ai traversées, sous des climats divers, m'a offert des occasions multipliées de me livrer à des recherches scientifiques et pratiques. Déjà une partie de mes travaux sur cet important sujet est publiée depuis plusieurs années [1], mais ces travaux

[1] *Histoire médicale et topographique du Choléra-Morbus*, in-8°, 1831. — *Relation historique et médicale de l'épidémie de Choléra qui a régné*

avaient besoin d'être complétés par des études nouvelles; je m'y suis livré et je viens en soumettre le résultat à l'appréciation des médecins éclairés.

Je ne m'occuperai pas, dans ce mémoire, de recherches historiques; quel que soit l'intérêt qu'elles puissent offrir à l'esprit, elles n'ont eu et elles ne peuvent avoir aucune influence sur le traitement de la maladie; je les négligerai donc pour m'occuper immédiatement de faits positifs et rigoureusement démontrés.

Cause du Choléra épidémique.

La véritable cause du choléra nous est inconnue: Les esprits spéculatifs n'ont pas hésité cependant à inventer des théories diverses dont la valeur ne reposait que sur l'imagination de l'auteur; mais la médecine aujourd'hui ne se paie plus de mots plus ou moins scientifiques, il lui faut des observations bien constatées pour qu'elle accepte l'explication qui lui est offerte.

Nous ne rechercherons donc pas si le choléra est dû à une modification passagère de l'état magnétique du globe terrestre, à des insectes microscopiques habitant les régions supérieures de l'atmosphère, ou simplement si c'est un effet de l'imagination effrayée, comme on vient de le

---

à Berlin en 1831, in-8° 1832. Ouvrage honoré, en 1833, d'un prix Montyon, décerné par l'Institut de France. — *Rapport* adressé à Monsieur le Ministre de la Guerre, sur le Choléra observé en Afrique en 1835, pendant la mission qui m'avait été donnée; inséré dans le *Recueil de Mémoires de médecine, de chirurgie et de pharmacie militaires*, 1836.

soutenir ; nous nous bornerons à bien étudier les causes qui favorisent le développement du mal, les symptômes qui le caractérisent, les moyens qui le préviennent ou le guérissent.

Qu'on ne s'étonne pas de la facilité avec laquelle j'abandonne la pensée de découvrir la cause du choléra, je ne fais en cela qu'imiter l'exemple donné par les médecins les plus célèbres de notre époque en ce qui touche les maladies épidémiques. Aucun ne connaît et ne cherche la véritable cause de la rougeole, de la scarlatine, de la variole, etc; jamais on n'a vu ni les miasmes, ni le virus dont on parle; on se contente d'observer les symptômes de ces maladies, d'en étudier la marche, d'apprécier les altérations pathologiques qu'elles déterminent, et c'est sur cet ensemble d'observations qu'on est parvenu à leur opposer un traitement sage et utile. Nous ferons de même pour le choléra, et nous ne tarderons pas à prouver que cette maladie nous est aussi bien et peut-être mieux connue que celles que nous venons de citer.

Causes favorisant le développement du Choléra.

Le Choléra n'éclate jamais brusquement. Cette assertion contraire à la pensée générale, est appuyée sur un nombre considérable d'observations faites sous des climats opposés. Je déclare, avec une ferme conviction, que personne n'est atteint de choléra sans avoir été prévenu, en quelque sorte, par des symptômes précurseurs, du danger qui le menace. Qu'on cesse donc de croire qu'un homme bien portant peut mourir en quelques heures d'une attaque foudroyante de choléra; quand un fait de cette nature semble arriver, on est trompé par de fausses apparences. Cet homme, qu'on croyait bien portant, était souffrant depuis quelques jours, il avait un dévoiement léger qu'il négligeait, qui affaiblissait ses organes, et lorsque le choléra est venu le frapper, il n'a trouvé qu'un corps épuisé dont les ressorts se sont facilement brisés.

L'observation démontre que, lorsqu'on est sous l'imminence d'une épidémie de choléra, on voit apparaître, avec plus de fréquence que dans d'autres temps, les affections intestinales et surtout la diarrhée. Si cette affection paraît trop légère pour s'en occuper, ainsi que le font beaucoup de personnes, elles courent un véritable danger lorsque le choléra vient à se manifester. Il suffit alors d'une mauvaise digestion, d'une affection morale triste, la peur surtout, ou bien d'une fatigue extrême du corps, du refroidissement subit de la peau, de veilles prolongées, de l'ingestion trop abondante de boissons froides, d'aliments mal préparés, de fruits aqueux, tels que melons et concombres, enfin d'excès alcooliques, pour déterminer l'apparition brusque du choléra. On comprend également que la misère, la malpropreté, ou tout autre cause tendant à affaiblir les organes, amènent des résultats identiques.

Quelle que soit la cause déterminante, voici maintenant les symptômes généraux de la maladie :

Symptômes du Choléra.

Après plusieurs jours d'une diarrhée négligée, le malade voit tout-à-coup survenir, sous l'influence de l'une des causes précédemment indiquées, une sécrétion extrêmement abondante d'un fluide aqueux, laissant déposer au fond du vase de petits corps blanchâtres ayant quelque analogie avec des grains de riz cuit. Ces évacuations, accompagnées de coliques plus ou moins vives, se renouvellent ; des vomissements aqueux ou bilieux surviennent ; le pouls, ordinairement fort et plein au début, faiblit, puis devient petit, très-précipité, enfin il est à peine perceptible et il disparaît. Les urines se suppriment, le corps se refroidit, la peau devient bleuâtre, la soif est intense, les crampes sont de plus en plus fortes et fréquentes, les yeux s'enfoncent dans les orbites, la peau des doigts se ride ; un amaigrissement rapide frappe toutes les parties du corps, la voix est éteinte ; cependant les fonctions intellectuelles sont peu troublées, souvent elles se conservent intactes jusqu'aux derniers moments de la vie.

Explication de ces symptômes.

Cet effrayant appareil de symptômes a fait naître bien des explications, aucune ne m'a paru satisfaisante. Après des recherches multipliées, je crois être parvenu à résoudre ce problème. Ces recherches ont été commencées à Berlin, pendant l'épidémie de 1831, elles ont été corroborées par de nouvelles observations faites en Afrique pendant l'épidémie de 1835, et tout est venu confirmer leur exactitude depuis que je les ai publiées pour la première fois en 1836 [1].

---

[1] Voir le Rapport adressé au Ministre de la Guerre au retour de ma mission en Afrique.

Les symptômes si divers et si remarquables du choléra, disions-nous alors et nous le répétons aujourd'hui, ont tous pour *élément générateur*, la perte du sérum du sang. Voici comment se produisent et s'expliquent les accidents violents et rapides de la maladie.

Sous l'influence de la cause inconnue, agissant dans les conditions que nous avons indiquées, un homme est atteint par le choléra : à l'instant la membrane muqueuse intestinale, ou pour parler plus exactement, les follicules sécréteurs du tube digestif éliminent, avec une abondance excessive, le sérum du sang, lequel sérum contient différents sels et une faible quantité d'albumine.

Le résultat de cette élimination est de rapprocher les parties solides, de rendre, comme on dit, le sang plus épais.

La sécrétion intestinale continuant, les urines doivent se supprimer, le sang n'a plus de fluide à leur fournir.

L'épaisissement du sang gêne la circulation, il finit par l'entraver; de là refroidissement de la peau, coloration violacée de cette membrane, stase du sang veineux dans les petits vaisseaux, difficulté et quelquefois impossibilité d'obtenir du sang d'une saignée.

Lorsque le sang perd ses éléments fluides, la soif se manifeste, celle des cholériques est excessive.

Lorsque le sang vient à perdre une quantité notable de sérum, les vaisseaux absorbants pompent avec une activité extrême les fluides déposés dans toutes les parties du corps, et spécialement dans les cellules du tissu lamelleux : de là l'amaigrissement rapide et vraiment extraordinaire du cholérique; les yeux suivent l'affaissement du coussinet celluleux sur lequel ils reposent, et ils s'enfoncent dans les orbites; la pulpe des doigts, toute celluleuse, maigrit, et la peau se ride.

Au milieu de ce désordre profond, le système nerveux est ébranlé, les crampes surviennent; elles sont la conséquence naturelle du refroidissement des tissus: l'expérience prouve chaque jour que le refroidissement produit par l'eau ou par le séjour dans un lit froid détermine la manifestation des crampes.

La circulation continuant à se ralentir par la perte du sérum du sang, des caillots fibrineux se forment dans les artères les plus volumineuses, la respiration est courte, précipitée, le diaphragme s'abaisse avec peine; la voix est faible, saccadée.

Les fonctions du cerveau restent intactes, car aucune cause n'agit spécialement ni directement sur cet organe.

Enfin, la mort survient, et si nous sommes parvenus à faire bien comprendre la série successive de tous les accidents cholériques, on doit reconnaître qu'elle est le résultat d'une asphyxie, en quelque sorte générale, ayant la plus grande analogie avec l'asphyxie produite par le froid.

Ces explications viennent de nous révéler l'origine de tous les phénomènes qui se produisent durant une attaque de choléra; toutes sont justifiées par des faits inattaquables de physiologie pathologique; elles vont être appuyées maintenant par des expériences directes d'une haute importance.

PREMIÈRE OBSERVATION.

Constatation de la circulation et de l'état des artères pendant la vie.

Un vieillard, âgé de soixante-un ans, atteint de choléra, entre le 16 octobre 1831, à l'hôpital de la rue des Cuisiniers à Berlin. Tous les symptômes de la maladie étaient très-prononcés : la langue froide, les mains et les pieds bleus, le pouls tout-à-fait insensible. L'invasion de la maladie avait eu lieu vers le milieu de la nuit.

A dix heures du matin, M. le professeur Dieffenbach et moi, proposons de tenter la transfusion du sang ; mais avant de la pratiquer, nous nous demandons si la circulation s'opère encore dans les gros troncs artériels. Voulant éclairer cette grave question de physiologie pathologique, nous nous décidons, après avoir pris toutes les précautions convenables pour arrêter une hémorrhagie, à mettre à découvert l'artère brachiale, dans l'étendue de 4 centimètres, au tiers inférieur du bras.

L'artère mise à nu ne présentait aucune pulsation ; elle fut ouverte dans l'étendue de 15 millimètres, et à notre grand étonnement, l'artère ne contenait pas une goutte de sang ; elle ne renfermait qu'un petit caillot rouge, de la grosseur d'un fil à coudre ; les parois artérielles étaient nettes et blanches.

Le malade conservait toute sa présence d'esprit, il parlait de l'opération et il répondait avec exactitude aux questions qui lui étaient adressées.

La profondeur des tissus était aussi froide que la superficie.

Après ces recherches, la transfusion du sang dans les veines fut exécutée immédiatement.

La veine médiane fut ouverte, elle était remplie de sang noir, épais. M. Dieffenbach y injecta, en trois fois, quatre-vingts grammes de sang tiré de la veine d'un élève en médecine bien portant : le malade n'en éprouva aucune sensation douloureuse.

Après la troisième injection, le pouls reparut à l'artère axillaire du bras libre, il battait 60 fois par minute, mais cela ne dura que cinq minutes.

Le sang introduit dans la veine ne fit pas échapper une seule goutte de sang par l'ouverture de l'artère. Sous l'influence de la transfusion, on crut remarquer quelques contractions de l'iris ; le regard sembla s'animer faiblement.

Cet homme mourut à midi, deux heures après l'opération qui paraît n'avoir exercé aucune influence sur la marche de la maladie.

DEUXIÈME OBSERVATION.

Le lendemain, 17 octobre 1831, le professeur Dieffenbach et moi, préoccupés du fait extraordinaire constaté la veille, nous tentâmes une nouvelle opération sur une femme, Catherine Muller, âgée de quarante-six ans. Enhardis par l'expérience précédente, nous mîmes à découvert l'artère carotide droite, après avoir pris également toutes les précautions nécessaires pour nous opposer à une hémorrhagie, mais quel ne fut pas notre étonnement, après avoir ouvert l'artère avec la pointe d'un bistouri, de constater que le sang ne s'en échappait pas.

L'ouverture de l'artère fut agrandie, et nous reconnûmes que la cavité du vaisseau ne contenait qu'un caillot fibrineux, coloré en rouge, effilé aux deux extrémités. Ce caillot, saisi avec des pinces, fut retiré de l'artère, il avait la longueur de 6 centimètres.

Ces recherches terminées, deux ligatures furent appliquées, par prudence, sur l'artère. La malade supporta cette opération avec une remarquable patience. Cependant l'épuisement était si considérable, qu'il nous parut inutile d'essayer la transfusion du sang. La mort arriva deux heures trois quarts après l'opération sans qu'il se manifestât aucun phénomène remarquable.

Ces faits importants, uniques dans la science, en ce qui touche l'étude du choléra, constatent avec certitude l'absence de circulation dans les gros vaisseaux artériels, ils expliquent la disparition du pouls, et ils confirment les explications que nous avons données de tous les phénomènes qui se présentent durant un accès de choléra.

Ces découvertes vont avoir les conséquences les plus utiles pour la direction du traitement préservatif et curatif du choléra. Que faisait-on jusqu'à ce jour? On obéissait à des inspirations empiriques; on manquait complètement de données positives, sévèrement controlées par la science; on marchait sans guide, et les fautes passées ne servaient pas à éclairer l'avenir.

Recherches chimiques. — Ces recherches complètent et confirment les observations pathologiques; elles démontrent que le sang des cholériques contient beaucoup moins d'eau que le sang ordinaire. Le docteur Thompson, fils du célèbre professeur de ce nom, a constaté que, sur

100 parties, le sang des cholériques contient 33,2 de sérum pour 66,8 de caillot; tandis que, dans le sang ordinaire, on n'a, pour la même quantité de sérum, que 27,8 de caillot, ce qui n'est pas la moitié.

Les travaux de MM. Lecanu et Reid-Clanny, ont constaté que les différents sels contenus dans le sang ont diminué en quantité, souvent d'un tiers, et que le carbonate alcalin manque quelquefois tout-à-fait.

Mais ce qu'il y a de plus remarquable, c'est l'augmentation considérable d'albumine dans le sang des cholériques; tous les chimistes s'accordent sur ce point. D'après M. O'Shaughnessy, l'augmentation dépasserait un tiers.

Traitement préservatif.

Quels sont les moyens conseillés jusqu'à ce jour? On s'est borné à des recommandations sur le régime, les vêtements, les habitations, les occupations.

Sans doute c'est parfaitement bien de recommander la sobriété, le choix d'aliments de bonne qualité, de préférer la viande aux légumes, d'éviter les fruits, surtout les melons, les concombres, les cornichons, de proscrire les excès en tous genres, de défendre l'usage des boissons froides, des glaces pendant ou après le repas.

C'est encore fort sage de faire porter une ceinture de flanelle sur le ventre, d'éloigner toutes les causes de refroidissement du corps, surtout lorsqu'il est en sueur;

mais ces précautions générales suffisent-elles pour préserver du choléra? Non, certes, aussi est-il désirable d'avoir un moyen plus efficace destiné à fortifier les intestins affaiblis, à empêcher la diarrhée menaçante ou déjà manifestée. Ce moyen existe et l'expérience a déjà constaté sa valeur.

Pendant mon séjour en Afrique, j'avais été frappé des heureux effets produits par le café léger, pour empêcher ou combattre les dyssenteries redoutables qui atteignent si fréquemment nos soldats. Avant l'emploi de cette boisson aromatique, cette maladie faisait de nombreuses victimes; maintenant les hommes sobres lui échappent, et chaque jour l'expérience confirme les précieux effets de l'infusion de la graine du caféier.

Je compris tout de suite l'avantage qu'on pourrait en tirer comme moyen préservatif du choléra. Nous savons, en effet, que cette maladie n'éclate pas comme la foudre, elle est toujours précédée de la diarrhée; eh bien, combattons sur le champ cette indisposition, faisons mieux, empêchons-la de naître, et nous aurons trouvé le remède efficace, le véritable préservatif du choléra.

Mais le café, employé seul, peut-il suffire pour obtenir avec certitude l'effet désiré? cela m'a paru douteux, et je lui ai associé des médicaments dont l'efficacité ne peut être contestée. Ces médicaments sont : *l'écorce de la racine de Simarouba (Quassia Simaruba), l'écorce d'Oranges amères* et *l'extrait de Cynoglosse.*

Chaque substance a une action spéciale qui répond à la nature des accidents qu'on veut combattre.

Les effets du Simarouba sont encore peu connus, et l'usage de ce médicament est aujourd'hui fort restreint;

c'est un tort. Voici un extrait de l'ouvrage de Mérat et de Lens qui justifie mon sentiment :

« Le premier emploi qu'on fit en Europe du Simarouba fut comme anti-dyssentérique, et contre le flux de sang; les Galibis, peuple de la Guyane, l'employaient de temps immémorial contre ces maladies, très-communes dans leur pays marécageux et brûlé du soleil de la zône torride; tandis qu'à Surinam, région limitrophe, on se servait à sa place du *Quassia* qui en est congénère; on emploie aussi le Simarouba dans le premier de ces pays contre les vers, maladie si fréquente parmi les nègres. C'est vers 1713 qu'on commença à entendre parler en Europe de cette écorce, et qu'il en arriva dans nos ports, et surtout en 1723, où Barrère l'a fait plus amplement connaître. Ant. de Jussieu s'en servit fort heureusement contre une dyssenterie épidémique, qui régna en 1718 et 1723, pendant des étés fort chauds, maladie qui avait résisté à l'ipécacuanha et aux astringents ordinaires; il en suivit les effets pendant quinze ans, et fit soutenir une thèse à son sujet en 1730, où il donna le résumé des propriétés qu'il lui avait observées, et la vanta, surtout dans les dyssenteries. Bientôt les éloges de ce médicament s'élevèrent de toutes parts; Degner, Speer, Pringle, Tissot, Werlhoff, Zimmermann, etc., donnèrent le Simarouba, non-seulement dans la dyssenterie et le flux de sang (*Anc. Journ. de méd.* LVII, 513), mais encore dans les fièvres continues de nature grave, de scrofules, l'hydropisie, la chlorose, etc. On le préconisa avec plus de raison comme un puissant digestif, comme un tonique excellent, bon à employer dans les débilités des tissus fibrillaires pour en réveiller la contractilité, dans les affaiblissements de toute nature ; c'est à ce titre qu'il est digestif, qu'il est anti-hémorrhagique, anti-catharreux, qu'il remédie à la surabondance de sécrétion de la muqueuse intestinale, dans les diarrhées chroniques, à la tympanite par la faiblesse des intestins, à l'atonie des autres conduits muqueux, etc., en portant son action sur les parties qui sont le siége de ces maladies, où il parvient par suite de l'absorption de ses molécules, etc. » (*Dictionnaire universel de matière médicale*, tome V, page 573.)

Toutes ces substances, réunies dans des proportions convenables, servent à préparer un sirop dont on prend deux cuillerées par jour, l'une le matin, l'autre le soir, aussi longtemps qu'il n'y a que menace d'invasion du choléra; mais lorsque l'épidémie a éclaté il faut en prendre trois cuillerées par jour; le matin, à midi et le soir. On comprend qu'il est nécessaire de faire usage du remède aussi longtemps que dure l'épidémie ou qu'on remarque une tendance au dérangement des intestins.

Les effets de ce sirop ne tardent pas à se manifester; l'appétit se développe, la digestion se fait plus facilement, les fonctions du ventre se régularisent.

Ce sirop se conserve parfaitement; plusieurs bouteilles, fermées depuis dix mois, n'ont éprouvé aucune altération ni dans la couleur, le goût, ni dans la composition.

Traitement curatif du Choléra.

Le traitement du choléra a été livré, jusqu'à ce jour, à l'empirisme le plus complet. Chaque médecin acceptant les conséquences de la théorie créée par son imagination, employait les saignées, les antispasmodiques, les astringents, les toniques, selon qu'il était persuadé que la maladie était inflammatoire, nerveuse ou produite par débilité.

Habitué à plus de sévérité dans nos recherches, nous ne voulons prononcer qu'après avoir rappelé l'origine des accidents que nous aurons à combattre.

Qu'avons-nous constaté comme cause déterminante des accidents cholériques [1] ? La perte du sérum du sang.

Eh bien, n'est-ce point une inconséquence dangereuse que de vouloir saigner des malades dont le sang est déjà appauvri et dénaturé? Nous savons en outre, et la chimie nous l'a démontré, que le sang est non seulement plus épais, mais qu'il est altéré dans sa composition chimique.

Les saignées, les sangsues et tous les moyens servant à soustraire le sang, doivent donc être rejetés durant un accès de choléra.

Nous prononcerons la même exclusion contre les bains de vapeur. On conçoit facilement que c'est une faute de vouloir soustraire par la sueur la petite quantité de fluide aqueux qui reste encore dans les tissus. Aussi combien

---

[1] Il ne faut pas confondre la cause des accidents cholériques avec la cause première de la maladie, nous déclarons de nouveau qu'elle nous est inconnue comme celle de la rougeole, de la variole, etc.

est grande l'anxiété des pauvres malades qu'on veut faire suer; ils s'agitent, ils implorent les assistants pour qu'on les soustraie à cette torture. J'ai commis cette faute comme la plupart des médecins, et je la regrette amèrement.

Je sais qu'on voulait réchauffer les malades dont la peau est glacée, mais qui ne sait aujourd'hui que la chaleur des êtres vivants est le résultat d'un phénomène chimique qui s'opère dans nos tissus, et que vouloir y faire pénétrer le calorique comme dans les corps inertes, c'est les exposer à des lésions graves, et quelquefois à une décomposition soudaine.

Rien ne justifie donc l'emploi des bains de vapeur, ils doivent être désormais abandonnés.

Plusieurs médecins, frappés de l'absence des urines, ont donné le nitre à haute dose; c'était encore commettre une erreur dangereuse; le malade ne peut pas uriner puisque le sang n'a plus de fluide aqueux pour alimenter la sécrétion des reins.

Des tentatives opposées ont été faites; loin de vouloir expulser les fluides, on a cherché à en introduire directement dans les veines. Quelques médecins, remarquant que le sang devenait trop épais dans le choléra, ont injecté de l'eau, légèrement salée, dans l'une des veines de l'avant-bras. Cette expérience, plusieurs fois répétée, n'a donné que des résultats très-contestables. Cette idée, toute physique, n'était point heureuse; il fallait avoir oublié que la composition de nos fluides est soumise à des lois vitales que la puissance de l'homme ne peut modifier ni dominer.

Il semblait plus raisonnable de se dire; le sang manque chez les cholériques, remettons-en dans les veines. Cette pensée nous a poussés, M. Dieffenbach et moi, à pratiquer, à Berlin, la transfusion du sang. Je vais rapporter ces recherches hardies pour qu'elles puissent servir de leçons pour l'avenir.

TROISIÈME OBSERVATION.

Transfusion du sang.

Le 15 octobre 1831, à neuf heures du matin, la première opération fut faite par M. le professeur Dieffenbach et moi, dans l'hôpital de M. Boehr.

Le sujet de l'opération se nommait Frédérick Muller, homme fort, bien constitué, âgé de 27 ans.

Cet homme était malade depuis deux heures et quart de la nuit; l'opération fut faite sept heures et quart après l'invasion de la maladie.

Voici l'état du malade avant la transfusion: Yeux entr'ouverts, enfoncés dans les orbites; globes oculaires tournés en haut; narines serrées; joues creuses, pommettes saillantes; bouche entr'ouverte; langue froide, ainsi que toute la face; respiration courte, précipitée, couleur violette des pieds et des mains; absence complète de pouls; peau des doigts fortement plissée. Malgré cet état fâcheux, le malade conserve la conscience de ce qui se passe près de lui.

La veine jugulaire droite étant mise à nu dans l'étendue d'un pouce et ouverte dans le sens longitudinal, un tuyau de plume y est introduit.

Le sang est fourni par un jeune docteur, robuste et aux cheveux bruns, âgé de 28 ans. Son sang tiré de la veine médiane, est aussitôt pris avec une petite seringue en étain, préalablement chauffée. On injecte alors dans la veine du malade une once et demie de sang.

D'abord, insensibilité presque complète; puis le malade

fait deux aspirations profondes et successives; les paupières s'ouvrent et se ferment avec précipitation; cinq minutes après l'injection, mouvements convulsifs de la tête, qui est portée fortement en arrière; bientôt après, mouvements convulsifs des jambes, des bras et de tout le tronc; décomposition des traits de la face; cris et gémissements plaintifs. Ces phénomènes effrayants durent un peu moins d'une minute : ils cessent tout-à-coup, le malade est mort.

L'ouverture du cadavre ne fit rien reconnaître d'extraordinaire; nous ne trouvâmes que les altérations constamment rencontrées chez les autres individus morts du choléra.

QUATRIÈME OBSERVATION.

Transfusion du sang.

Le même jour, 15 octobre 1831, à dix heures du matin, la transfusion est opérée sur la veuve Weber, âgée de 65 ans. Cette femme, tombée malade dans la nuit, est entrée à l'hôpital de M. Boehr, le 15, à huit heures du matin. Le fils de cette femme est aussi malade du choléra; il est dans le même hôpital depuis trois jours.

Lorsque je vis la malade, elle offrait les symptômes suivants : Yeux enfoncés, entourés d'un cercle brunâtre; joues creuses, pommettes saillantes; langue froide; mains et pieds froids; absence complète de pouls; vomissements et déjections rares; il n'y a eu qu'un seul vomissement depuis l'entrée à l'hôpital, présence d'esprit entière. La malade n'a pris aucun médicament actif; elle n'a reçu qu'un bain de vapeur.

M. Dieffenbach procède à la transfusion. La veine médiane du bras gauche est ouverte dans la longueur d'un demi pouce ; il en sort très-peu de sang ; on y introduit un tuyau de plume, qui sert à injecter le sang d'un élève blond, petit, âgé de 23 ans et demi. La première injection fait pénétrer une once de sang ; elle ne produit aucun effet. La deuxième injection introduit la même quantité de sang ; la malade fait alors deux aspirations un peu précipitées ; il y a un peu d'agitation dans les yeux ; on lui donne à boire de la tisane de menthe, et elle boit avec facilité ; je lui demande si elle souffre, elle répond que non.

L'opérateur voulant introduire une plus grande quantité de sang, ouvre la veine jugulaire gauche ; il injecte d'abord quatre grammes d'eau tiède, pour s'assurer qu'il n'existe pas d'obstacle au cours du sang ; puis il injecte aussitôt, mais en deux fois, deux onces sept gros de sang. La malade n'éprouve rien. Toute la journée se passe tranquillement ; le pouls n'a pas reparu ; les accidents ont suivi leur cours habituel, et la mort est arrivée à quatre heures après midi, six heures après l'opération.

Après des résultats aussi déplorables, il n'est plus possible de penser désormais à pratiquer la transfusion du sang dans l'espérance de guérir le choléra.

La Méthode par le froid a été préconisée par beaucoup de médecins : on a fait des frictions avec la glace, avec la neige, l'eau froide ; on a administré des bains froids, on a donné des boissons froides et la glace en morceaux. Cette méthode pourrait parfaitement être défendue par la théorie si on parvenait à démontrer que le cholérique conserve assez de vitalité pour que la réaction puisse s'opérer. Si au contraire, elle ne se manifeste pas, si ce n'est dans de rares exceptions, vous aurez évidemment affaibli, épuisé le malade, en lui soustrayant la faible quantité de calorique qui lui reste.

La méthode par le froid ne pourrait être appliquée exceptionnellement que chez des hommes forts et au début de l'invasion d'un accès de choléra.

Je sais bien que les malades ont une soif dévorante, qu'ils broient les morceaux de glace avec bonheur ; mais leur instinct les trompe. L'homme qui cède à sa soif lorsque son sang a beaucoup perdu d'eau par la sueur ou les urines voit sa soif s'accroître constamment. Dans les pays chauds ceux qui prennent abondamment des boissons froides périssent promptement ; la diarrhée survient et les enlève.

Que penser des sinapismes, des vésicatoires, des moxas, des brûlures par le fer rouge ou l'eau bouillante? moyens impuissants ou barbares. Ne faites pas souffrir inutilement le malheureux que vous ne pouvez pas sauver.

Parlerons-nous de ces liniments excitants ou caustiques qui corrodent ou enlèvent la peau? c'est encore de la barbarie. N'avons-nous pas démontré que le mal n'est point à la surface, qu'il existe tout entier dans la modification chimique qui s'opère dans le sang et surtout dans la perte de la partie séreuse de ce liquide. Ce n'est donc plus aux symptômes apparents qu'il faut s'adresser, mais à la cause qui les provoque.

Plusieurs médecins, et j'ai été de ce nombre, vivement préoccupés des accidents nerveux, et surtout de la transudation du sérum du sang à travers la membrane muqueuse de l'intestin, songèrent à recourir au galvanisme, en introduisant dans la bouche le conducteur du pôle positif d'une pile, et le conducteur du pôle négatif dans l'anus. Il a fallu renoncer à l'emploi de ce moyen, qui n'a donné que des résultats fâcheux.

Je m'abstiens de parler de tous les prétendus spécifiques

vantés par l'ignorance ou le charlatanisme, ils n'ont fait que des dupes ou des victimes.

Avant de décrire le traitement fondé sur la connaissance des phénomènes de physiologie pathologique constatés pendant un accès de choléra, j'éprouve le besoin de déclarer qu'il ne faut pas se livrer à des espérances chimériques sur les résultats qu'on peut en obtenir.

Les cholériques peuvent être divisés en trois catégories : 1° ceux qui sont frappés à mort dès le début, ce sont les hommes épuisés par les excès ou les maladies antérieures ; 2° ceux qui sont faiblement atteints et qui guérissent, quelque soit le traitement employé ; 3° les malades qui sont en quelque sorte sur le plateau d'une balance et qui pencheront d'un côté ou de l'autre, selon que le poids ajouté leur sera favorable ou non. Ces derniers surtout, ont le plus grand intérêt à être traités avec intelligence et habileté.

TRAITEMENT. — Trois indications sont à remplir :

1° S'opposer à la perte du sérum du sang, ou la réparer aussi promptement que possible ;

2° Lutter contre le refroidissement du corps ;

3° Calmer les crampes et les autres accidents nerveux.

Ainsi que nous l'avons déjà déclaré, nous ne nous occuperons nullement de la cause primitive, mais occulte du choléra ; nous traitons parfaitement la rougeole, la scarlatine, la variole, sans connaître le principe qui fait apparaître ces maladies ; le choléra doit être rangé dans la même catégorie, et nos recherches ont dû démontrer que nous expliquons mieux la marche successive des phénomènes cholériques que les différentes périodes d'une éruption variolique.

1re

1re Indication. — *S'opposer à la perte du sérum du sang ou la réparer aussi promptement que possible.*

2me Indication. — *Lutter contre le refroidissement du corps.*

Les mêmes remèdes s'appliquent à ces deux indications. Ces remèdes sont *externes* ou *internes.*

S'il est bien démontré, et cela n'est pas contestable, que durant un accès de choléra, la membrane muqueuse du tube digestif n'absorbe rien ou presque rien; que même, au lieu d'absorber elle expulse, par une excrétion morbide, les fluides contenus dans les vaisseaux, on comprendra qu'on doit espérer peu d'effet de l'introduction des boissons, quelles qu'elles soient, dans l'estomac et les intestins.

S'il est également constaté que les vaisseaux absorbants, situés dans la profondeur des tissus ou à la peau, agissent avec la plus énergique activité, on comprendra que c'est à ces organes qu'il faut s'adresser, et que c'est par leur intermédiaire qu'il faut rendre au sang les éléments qui lui manquent. Or n'avons-nous pas démontré que l'amaigrissement rapide des cholériques tient à l'absorption des fluides qui lubrifient le tissu lamelleux du corps, tissu qui est largement répandu sous la peau.

La conséquence de ces observations n'est-elle point de nous indiquer qu'il faut envelopper la peau d'une atmosphère humide et offrir aux innombrables vaisseaux absorbants de cette membrane un aliment à leur activité exceptionnelle.

C'est en effet la plus pressante et la plus utile de toutes les indications. Quel moyen employer pour la remplir? Les bains réussissent mal; le poids de l'eau sur la poitrine oppressée du malade, le dérangement et la fatigue qu'on lui fait éprouver, la courte durée du bain, les variations de température de l'eau, tous ces inconvénients font comprendre que ce remède doit être peu ou point employé.

Les frictions avec un linge humide sont sans effet; elles exposent les malades à des refroidissements, les fatiguent ainsi que les aides, et elles n'ont qu'une action passagère tout-à-fait insensible.

Mais il est un moyen véritablement utile, parce que son action est permanente, parce qu'il s'adresse à toute la surface cutanée, ce moyen c'est *l'enveloppement*.

Le procédé de *l'enveloppement* consiste dans l'application d'un drap de lit, mouillé dans l'eau chaude faiblement salée, sur toutes les parties du corps, excepté la tête.

Voici comment on doit procéder à cette opération.

Deux couvertures de laine, modérément chauffées sont étendues sur un lit, le drap mouillé dans l'eau chaude est ensuite placé sur eux. A l'endroit où doit poser le bassin du malade, on met un drap sec, plié en carré; il est destiné à recevoir les évacuations alvines. Le malade complètement dépouillé de ses vêtements, est placé sur le drap mouillé qui sert aussitôt à l'envelopper, en ayant soin d'entourer isolément chaque membre. Les couvertures en laine sont ensuite appliquées successivement de la même manière; et, pour mieux conserver ou rétablir la chaleur, on peut encore ajouter un plumon qui s'étendra jusque sur l'abdomen.

Que va-t-il se passer maintenant? la peau refroidie du cholérique se réchauffe, elle reprend de la souplesse, les vaisseaux absorbants pompent la vapeur d'eau qui est partout en contact avec eux, une quantité notable de fluide aqueux rentre dans la circulation, et nous parvenons ainsi à remplir les deux indications que nous nous sommes proposées.

Comme le drap mouillé ne tardera pas à se sécher, il faudra renouveler, toutes les heures environ, le même genre d'enveloppement, afin de maintenir une humidité douce et constante sur toute la peau, mais la température de l'eau doit varier selon le degré de force du sujet et la puissance de réaction qu'on en doit attendre.

Si le malade porte un cautère, un vésicatoire ou une plaie, il faut les couvrir spécialement d'une compresse très-humide ou même les recouvrir d'une ventouse contenant un peu d'eau tiède.

Moyens internes. — Nous avons déjà démontré que la glace, les boissons froides ou acides sont nuisibles au cholérique; il faut les abandonner malgré l'instinct trompeur du malade qui les sollicite et les prend avec avidité : On doit leur substituer une infusion légère de feuilles d'oranger, de tilleul ou de mélisse, mais la boisson supérieure à toutes les autres est l'infusion légère de café.

Cette infusion sera préparée avec soin, sa couleur doit être d'un jaune foncé ; il faut bien se garder d'administrer du café noir, comme on le prend habituellement après le repas. Ces boissons peuvent être légèrement sucrées. Il faut les donner par cuillerée à soupe, de cinq minutes en cinq minutes et non par demi-tasse. Il faut agir ainsi afin de ne pas provoquer les vomissements, en humectant cependant d'une manière continue la bouche, l'œsophage et l'estomac.

Si des mouvements nerveux se répètent et prennent une forme convulsive ou seulement si l'agitation est très-grande, on peut administrer l'eau de laurier-cerise et même l'acide hydrocyanique, mais ces remèdes actifs doivent être promptement délaissés dès que le calme reparaît, car leur action stupéfiante produirait des résultats contraires à ceux qu'on veut obtenir.

Il est de la plus haute importance de se rappeler que, chez les cholériques, *la quantité d'albumine, contenue dans le sérum du sang, est manifestement augmentée,* au lieu de 78 parties d'albumine, sur 1000 de sérum, on en trouve 133; tous les chimistes sont d'accord sur ce point. Ce fait devient une indication spéciale, il faut chercher à diminuer la plasticité du sang. On doit essayer d'y parvenir en employant un remède, souvent administré avec succès, dans les maladies où les éléments plastiques du sang sont augmentés : ce remède, c'est l'oxide blanc ou protoxide d'antimoine. On le donnera en potion selon la formule suivante :

Eau de gomme arabique légère	80	grammes.
Sirop de Capillaire..........	30	—
Oxide blanc d'antimoine......	4	—
Eau de fleur d'oranger.......	5	—

On donnera de quart d'heure en quart d'heure une cuillerée de cette potion, en ayant soin d'agiter chaque fois la fiole.

Il serait sans doute utile de pouvoir remplacer directement dans l'économie les sels enlevés par la perte du sérum, mais cette indication n'est que secondaire et je crois que les tentatives qui auraient ce but ne seraient point heureuses, et que le moyen que nous avons indiqué doit suffire.

Nous repoussons les opiacés, sous toutes les formes; ils peuvent vers la fin de l'accès cholérique, au moment où l'absorption recommence, provoquer des congestions cérébrales dangereuses. Nous exprimerons le même sentiment, mais avec moins d'énergie, à l'égard des boissons rendues stimulantes par l'alcool, l'acétate ou le sous-carbonate d'ammoniaque, l'élixir de Garus, le rhum, etc. : les motifs de cette répulsion sont faciles à comprendre.

Les lavements sont sans effet, qu'elle qu'en soit la composition ; ils fatiguent inutilement le malade ; souvent même ils provoquent de nouvelles évacuations ; malgré le préjugé et la pratique généralement admise il faut les abandonner pendant toute la durée de l'accès cholérique ; on pourra y venir plus tard si la maladie se transforme en fièvre typhoïde ou si elle revêt simplement une des formes de l'inflammation de la membrane muqueuse du tube digestif.

3me INDICATION. — *Calmer les crampes.*

Si l'influence des préjugés n'était pas si puissante et les erreurs humaines si communes on éprouverait un grand étonnement en voyant tous les médecins, jusqu'à ce jour, recommander, pour calmer les crampes et réchauffer les cholériques, les frictions avec les liniments les plus violens, les vinaigres corrosifs, les préparations ammoniacales, les bains de moutarde concentrée, et comme si ce n'était pas assez d'y tenir les pieds et les mains jusqu'à ce que l'épiderme fut enlevé, on a recommandé de mettre le corps tout entier dans un bain contenant plusieurs kilogrammes de moutarde en poudre. Le mal est violent, disait-on, il faut lui opposer des remèdes héroïques. Déplorables illusions ! votre malade souffre, cherchez la cause de ses douleurs. N'avons-nous démontré que les crampes sont le résultat du refroidissement et du trouble nerveux général produit par le choléra. *L'enveloppement* va satisfaire à cette première indication, mais si cela ne suffit pas, si les crampes se renouvellent et provoquent de vives douleurs, passez la main sous les couvertures, frictionnez le membre avec un liniment calmant, notamment avec l'huile de Jusquiame camphrée; répétez ces frictions aussi souvent et aussi longtemps que le mal persiste, et vous aurez fait ce que la raison et la prudence indiquent. Souvent même il suffira de frictionner à l'extérieur des couvertures, pour obtenir le soulagement désiré.

Tel est l'ensemble du traitement simple et raisonné auquel nous ont conduit des recherches sérieuses et scientifiques; ce n'est plus l'empirisme qui dirige le médecin, c'est la raison et l'expérience qui l'inspirent. Si, ce qu'il faut espérer, le temps et de nouvelles connaissances introduisent des modifications et des perfectionnements dans le traitement du choléra, ce sera toujours en s'appuyant sur les bases que nous avons posées.

N'ayant eu pour but que d'indiquer les moyens préservatifs et curatifs du choléra, je ne m'occuperai pas des soins à donner lorsque l'accès est passé. Un accès de choléra dure rarement au-delà de trente-six heures; si la maladie ne se termine ni par la mort ni par la guérison, il se développe souvent des accidents inflammatoires du tube digestif, des congestions cérébrales ou une fièvre typhoïde que le médecin doit alors traiter par les moyens connus, en tenant compte, toutefois, du trouble profond que l'économie vient d'éprouver.

Ouvrages du même Auteur.

LA MÉTHODE OVALAIRE, ou nouvelle Méthode pour amputer dans les articulations; avec 11 planches lithographiées; in-4°, Paris, 1827, chez J.-B. Baillère.

Ouvrage traduit en plusieurs langues étrangères. La deuxième traduction allemande est enrichie d'une préface du célèbre professeur Græfe, de Berlin.

RELATION HISTORIQUE ET MÉDICALE DE L'ÉPIDÉMIE DE CHOLÉRA qui a régné à Berlin en 1831; 3e édition.

Ouvrage auquel l'Institut de France a décerné, en 1833, un prix d'encouragement de mille francs.

MÉMOIRE SUR LA CURE RADICALE DES PIEDS-BOTS, avec 6 planc.; in-8°, Paris, 1838.

Ouvrage traduit en plusieurs langues étrangères: en Italie, par le docteur Omodéi, de Milan; en Allemagne, par le professeur W. Walther, de Leipzig; en Amérique, par le docteur J. Campbell Stewart, de Philadelphie.

RAPPORT SUR L'HYDROTHÉRAPIE, adressé à M. le Maréchal Ministre de la guerre, après un voyage fait en Allemagne; in-8°.

DE L'EAU SOUS LE RAPPORT HYGIÉNIQUE ET MÉDICAL, ou DE L'HYDROTHÉRAPIE; un volume in-8°, Paris, 1843.

Une traduction de cet ouvrage, en hollandais, vient d'être faite dans l'Inde, à Batavia, par le docteur F.-A.-C. Waitz, 1848.

LEÇONS DE PHRÉNOLOGIE; un volume in-8° 1834, avec planches.

MÉMOIRE SUR L'ANATOMIE PATHOLOGIQUE DU PÉRITOINE, Paris, 1824.

Ce Mémoire traduit d'abord en anglais, a été reproduit en allemand, d'après la traduction anglaise, faite par le professeur Elie von Siebold.

www.ingramcontent.com/pod-product-compliance
Ingram Content Group UK Ltd.
Pitfield, Milton Keynes, MK11 3LW, UK
UKHW032025260826
14628UKWH00006B/2744